AF370259

SERMENT
D'HIPPOCRATE,

PRÉCÉDÉ D'UNE NOTICE

SUR

LES SERMENS EN MÉDECINE;

Par J. R. DUVAL,

Membre des Collége et Académie royale de chirurgie,
Associé-adjoint de la Société de la Faculté de médecine
de Paris, etc.

Est enim jusjurandum, affirmatio religiosa : quod
autem affirmatâ, quasi Deo teste, promiseris,
id tenendum est.

Cicero, de Officiis, l. iii, c. 29.

A PARIS,

Chez MÉQUIGNON-MARVIS, Libraire pour la partie de
Médecine, rue de l'École de Médecine, n° 9.

1818.

NOTICE

SUR LES SERMENS (1).

LORSQUE dans l'antiquité quelques familles s'approprioient exclusivement l'exercice de la médecine, elles avoient le plus grand intérêt de le perpétuer parmi elles, sans en rien communiquer, que les bienfaits, à quiconque leur étoit étranger ; les dieux, pris à témoins, leur offroient une sorte de garantie : de même, obligés par le serment de l'initiation aux mystères des divinités de la Fable, qui présidoient à cette science, les prêtres ne divulguoient rien de celle-ci, et même l'application qu'ils en faisoient étoit souvent accompagnée de symboles et d'actes mystérieux, pour ne pas dire enveloppée d'un voile impénétrable. L'art de guérir pouvoit alors, suivant l'expression de Virgile, être appelé *ars muta*. Mais Hippocrate paroît ; supérieur à tous les hommes et de son siècle et de la postérité la plus reculée, il se pénètre des grandes

---

(1) En faisant imprimer séparément cette Notice insérée dans le n° 179 (cahier de mai 1818) de la *Bibliothèque médicale*, où l'on avoit vu (n° 176) une bonne traduction française du Serment d'Hippocrate, par M. Godelle, il étoit convenable qu'on la retrouvât ici, ainsi que la traduction latine de Meibomius, l'une et l'autre cependant avec quelques changemens.

I.

vérités médicales, reconnoît qu'elles appartiennent à tous; d'une main hardie il les tire du temple, ou plutôt de cet antre de ténèbres dans lequel on les tenoit renfermées, et en présente la connoissance à tous, à certaines conditions, il est vrai, c'est-à-dire sous la garantie d'un serment : révolution étonnante, qui, seule, eût mérité à son auteur le beau nom de *conditor nostræ professionis*, que lui donna Scribonius dans les premières années de l'ère chrétienne.

Que le serment d'Hippocrate soit aux yeux du monde médical un monument de la révolution qu'il a opérée, bien plus durable que l'airain, l'esprit philosophique dans lequel il est rédigé, les idées de religion, de morale et d'ordre social qui en font la base, tout semble lui avoir donné un caractère qui l'a fait respecter et pendant plusieurs siècles et chez différens peuples : chez nous, encore aujourd'hui, on ne manqueroit pas de l'invoquer en justice, s'il s'agissoit de prononcer contre l'homme de l'art qui se seroit écarté des principes qu'il contient sous le rapport de l'ordre social. On ne doit donc point être étonné de ce que, par un sentiment tout particulier de reconnoissance et de respect, on ait donné au divin Vieillard le nom de Ορκίστης, *Adjurator*, ainsi que nous l'apprend saint Grégoire de Nazianze; tout comme on appeloit Jupiter, Ορκῖος, *Jurator*, parce que, le plus souvent, on lui faisoit des sermens.

Si maintenant l'on considère que les dieux, au nom

desquels les médecins étoient obligés de jurer, per-
dirent avec le temps la vénération qu'on leur portoit
lorsque vivoit Hippocrate, on doit penser que le serment devint abusif, ou qu'on ne se crut plus dans
la nécessité de s'y astreindre : de là, sans doute, ces
abus qui eurent lieu dans l'art de guérir; de là, aussi,
l'interposition de l'autorité pour les réprimer ; de là,
même pour les prévenir, ces conventions arrêtées entre ceux qui s'occupoient de la science, et désignées
sous le nom de *statuts*. Ainsi, vers le milieu du
douzième siècle, Roger, roi de Naples et prince de
Salerne, rendit cette première loi sur les médecins :
De probabili experientia medicorum; loi qui fut plus
développée par un de ses successeurs, l'empereur Frédéric II, et dans laquelle se trouve l'obligation du
serment exigé de ceux qui étoient reçus à Salerne,
*Iste medicus jurabit servare formam curiæ hactenus
observatam, eo adjecto quod si pervenerit ad no-
titiam suam, quod aliquis minùs benè conficiat,
curiæ denunciabit; et quod pauperibus gratis dabit.*
(Constitut. Neapol. sive Sicular. Lib. III, tit. 34.)

Peut-être, cependant, pourroit-on présumer qu'à
une époque antérieure, en France, il y eut un serment exigé des médecins ; ils faisoient partie de la
faculté des arts, laquelle étoit, comme l'Université,
tout ecclésiastique ; et, sous ce rapport, ils devoient
faire, entre les mains du recteur, un ou plusieurs
sermens, suivant les degrés ; mais quand, vers le

fin du treizième siècle, ils se virent nombreux, ou qu'ils reconnurent que la médecine étoit par elle-même une science, ils se séparèrent de la Faculté des arts, constituèrent la Faculté de médecine, et arrêtèrent des statuts qui contenoient différentes formules de serment, lesquelles existoient encore naguère avec les changemens que les temps y avoient apportés.

Vers la même époque aussi, comme il fut défendu par divers conciles, aux ecclésiastiques qui s'occupoient de l'art de guérir, de pratiquer aucune opération chirurgicale, ceux qui se livrèrent à cette partie de la science, formèrent une association qui, nullement soumise aux lois canoniques, dressa des statuts qu'elle soumit à l'Official et au Prevôt de Paris, en promettant par serment de s'y conformer fidèlement, pleinement et religieusement, *juramentis sese fideliter, integrè, et inviolabiliter observaturos jurantes asseruerunt* : il y fut aussi arrêté que le serment exigé, avant d'exercer aucunement, seroit prêté au Prevôt de Paris, ainsi que le porte l'édit de Philippe-le-Bel, en 1311 : *Qui quidem per eum (Joannem Pitardum), et ejus successores modo premisso examinati et approbati, antequàm officii sui administrationem attinguant, juramentum prestare teneantur coram preposito Parisiensi nostro, de hujusmodi officio fideliter exercendo.*

Ce n'étoit pas le seul serment qui fût fait par les

chirurgiens, il y en avoit un autre qui précédoit l'inscription du nouveau reçu sur le registre de la compagnie; et ce qui paroît singulier, c'est que d'après le dernier article de leurs statuts, dont on fait remonter l'origine à saint Louis, ce serment, fait sous les auspices de la religion, avoit lieu au milieu d'un repas : la gaieté et l'union sembloient être le symbole d'une conduite franche et loyale entre confrères. « Le premier lundi du mois qui suit la réception, y est-il dit, le nouveau maître, après avoir fait sa première visite des pauvres, conduira dans sa maison les autres maîtres qu'il aura invités par billets, afin qu'après avoir offert à Dieu, dans la visite des pauvres, les prémices de sa profession, il lui demande encore sa bénédiction pour lui et pour la compagnie qu'il aura assemblée autour de' sa table; qu'il rende à Dieu et à l'École des actions de grâces; qu'il se recommande à ses confrères; et qu'après avoir entendu la lecture des statuts, il prête le serment de maître en chirurgie. Ensuite il sera salué par les assistans, comme maître, et sera mis le dernier sur le catalogue. »

Libres de tout serment à l'égard de l'Université et de ses Facultés, les chirurgiens furent même dispensés dans la suite de le prêter à aucune autorité civile; et, dès 1691, il ne fut plus dû qu'à la compagnie représentée par le premier chirurgien du Roi ou son lieutenant; et même un article spécial du dernier réglement du Collége de chirurgie, en 1768, porte : que la Faculté de médecine, ni son doyen, ne pourront exiger à l'avenir, pour quelque chose que ce soit, aucun serment, tribut ou redevance des maîtres en chirurgie. L'objet du serment alors étoit, comme anciennement, la promesse de se conformer aux statuts. Il ne falloit, sans doute, rien moins que cette indépendance, pour que la chirurgie, surtout à Paris, pût être exercée avec autant de dignité que de succès par Ambroise Paré, Severin Pineau, J. Guillemeau, Pigrai, Thévenin, Maréchal, J. L. Petit, Morand, Louis, Lapeyronie, Desault, ainsi que par ceux dont aujourd'hui la réunion avec les médecins démontre que la science, cultivée par les uns et les autres, doit être une et indivisible. Jamais le serment dont il est parlé dans les statuts de la Faculté, ne fut pour de tels hommes, ni pour ceux qui voulurent marcher sur leurs traces; il ne fut inventé que pour des individus (les barbiers) qui, à force de bassesses, voulurent sortir de leur classe.

Outre ces sermens, qui concernoient l'exercice de la médecine et de la chirurgie en général, il y en avoit encore qu'on pouvoit considérer comme particuliers : les uns étoient pour les élèves en médecine ; Hippocrate en parle le premier, et les anciens statuts, tant des médecins que des chirurgiens, les y obligeoient également, ainsi que ceux qui étoient admis pour être bacheliers ou licenciés dans ces deux

parties de la science : les autres concernoient les individus qui n'appartiennent à l'art de guérir que par
une sorte de tolérance ou que par un très-foible côté;
c'étoit une sorte de frein que l'expérience avoit appris
qu'il falloit leur imposer : il y en avoit un pour les
barbiers, qu'on appeloit *tonsores*, *barbitonsores*, ou
barbiratonsores. Pour connoître ce serment, voyons
ce qu'en rapporte Pasquier dans ses *Recherches de
la France*, liv. IX, ou plutôt ce que les médecins
en racontent eux-mêmes à la suite de leurs statuts.
(*Voyez* un recueil imprimé en 1672.)

Dans cet acte, arrêté entre les médecins et les barbiers, il est stipulé :

1°. Que les barbiers, dès maintenant à toujours,
jureront être vrais écoliers et disciples de ladite Faculté, et qu'ils lui porteront honneur et réverence;

2°. Qu'ils seront tenus de s'instruire, et de payer,
chacun pour son inscription, deux sols parisis;

3°. Qu'ils ne feront point la médecine;

4°. Que leurs examens se feront par deux docteurs, qui auront chacun un demi-écu pour leurs
salaires;

5°. Que chaque barbier qui sera reçu maître, don-
nera à la Faculté deux écus d'or;

6°. Qu'ils ne pratiqueront la chirurgie qu'avec les
docteurs de la Faculté;

7°. Que chaque barbier, lors de sa réception,

fera le serment entre les mains des docteurs de la Faculté ;

8°. Enfin, que les barbiers chasseront de leur communauté quiconque d'entre eux violeroit ce serment.

Par le moyen de ce contrat, les médecins, dit Pasquier, passèrent le Rubicon, et voulurent introduire un nouvel ordre de chirurgie, au préjudice de l'ancien. Nous ne suivrons pas cet historien dans l'examen des motifs qui ont déterminé cet acte, et des conséquences qui en sont résultées : aujourd'hui les médecins et les chirurgiens ne font qu'un ; et lorsqu'on peut, à leur égard, faire une juste application de ces mots : *justitia et pax osculatæ sunt*, nous devons nous borner à rappeler que, dès 1301, les barbiers étoient soumis à l'examen des maîtres en chirurgie pour la cure des plaies, clous et bosses seulement, et que, sous ce rapport, ils leur devoient un serment, tout comme les oculistes, les dentistes, les herniaires et les lithotomistes y étoient obligés après avoir été reçus par ces mêmes maîtres.

Dans la Faculté de médecine de Paris, l'obligation du serment s'étendoit jusqu'au doyen et aux professeurs ; le premier promettoit de faire observer la police médicale réglée par les statuts ; les seconds s'engageoient très-anciennement à ne faire leurs lectures et à ne professer que sur les écrits que la Faculté avoit spécifiés ; de même ceux qui préparoient les médicamens désignés, dans l'édit de Frédéric II, sous le nom de *confectiona-*

rii, aujourd'hui les apothicaires ou pharmaciens, pro-
mettoient par serment de se conformer aux formules
connues ; enfin il n'y avoit pas jusqu'aux sages-femmes
et aux herboristes dont la Faculté ne reçût le serment ,
ainsi que de ses appariteurs, qui, entre autres choses,
juroient de lire trois fois l'an dans les écoles des maîtres,
autrement les docteurs-régens qui composoient la Faculté , les statuts qui regardoient les écoliers.

Comme tous ces sermens se sont faits dans tous les
temps sous l'empire d'une religion , l'art de guérir en
a reçu un tel caractère, que les philosophes de l'antiquité , au rapport de Cicéron , le regardoient comme un
don du ciel, *quare eam (ars medica) cœlo delapsam
non immeritò philosophi prædicant.* De là cette idée re-
ligieuse de regarder, avec Hérophile et Galien, les médicamens comme les mains des dieux, *medicamenta
deorum manus;* de là cette comparaison que fait Ho-
mère de Machaon avec la divinité, *Deo similis*; de
là aussi ce respect, cet honneur qu'on portoit au médecin chez les Hébreux, *honora medicum , cede lo-
cum medico.*

Suivant Hippocrate il falloit observer religieusement
le serment sans le violer en aucune manière ; c'étoit un
moyen de réussir dans l'exercice de son art : *hoc igitur
jusjurandum si religiosè observem , nec violem, prospero
successu tàm in arte quàm vitá meá fruar.* Ne pourroit-
on pas dire que le médecin en tiroit un air d'assurance
dont l'influence ne pouvoit souvent que tourner à

l'avantage du malade ? Plusieurs passages des écrits du vieillard l'attesteroient, lors même qu'il ne le recommanderoit pas dans son petit traité *De decenti ornatu :...... vultum, gestus, orationem, habitum qui percellere ægrum timore nequeat.*

Quelle différence ne doit pas se manifester dans celui qui transgresse son serment ? L'idée de son parjure le suit partout, son jugement n'a rien de stable, et sa conduite auprès des malades s'en ressent ; aussi des insuccès le suivent, le terrassent, et le perdent dans l'opinion des hommes. Pour éviter de tels désordres, l'empereur Frédéric II n'avoit point oublié dans sa loi sur la médecine la peine du parjure, et les anciens statuts de la Faculté de médecine en faisoient expressément mention.

D'après ce qui vient d'être exposé sur les sermens en médecine, on ne peut méconnoître les puissans motifs qui étoient propres à en faire conserver l'usage ; mais, tombé d'abord en désuétude, ensuite supprimé en France depuis plusieurs années, peut-on s'occuper de le faire revivre ? Pour résoudre cette question, il ne faut rien moins qu'être persuadé que la dignité et l'importance de l'art de guérir, ainsi que le ministère de celui qui s'y consacre, tiennent essentiellement aux obligations du serment, surtout quand il s'élève au-dessus de toute institution humaine. Aussi seroit-on porté à croire que ces rapports n'ont pas peu contribué à cette considération, à ces honneurs, et à ces priviléges dont jouissoient anciennement les médecins de la Grèce et de Rome , et dont quelques restes précieux ont été enlevés aux médecins français par la rapacité des temps révolutionnaires.

Mais laissons là ce qui pourroit paroître personnel , et, pleins d'admiration pour celui qui le premier a tracé dans un serment les devoirs du médecin, et qui , dans le premier des épidémiques, nous rappelle ce sublime précepte d'être toujours utile aux malades, ou de ne pas leur nuire, *juvare aut non nocere*, prenons à témoin la Divinité, ou jurons au moins dans notre intérieur, que nous suivrons l'exemple du divin vieillard : par-là nous nous montrerons toujours grands et dignes d'une science dont le prix étoit plus connu et de l'Orateur romain et d'un autre ancien qui, dans ses déclamations oratoires, résout ainsi la question qu'il se fait : Qui rend le plus de services à la société ? est-ce la philosophie , qui se distingue par son élévation ? elle n'intéresse que peu de personnes . Est-ce l'éloquence , admirable dans ses effets ? elle n'est pas plus avantageuse que préjudiciable. Il n'y a donc que la médecine dont tout le monde ait besoin. *Quæritur quis omnibus prosit. Sit philoso-phia res summa : ad paucos pertinet. Sit eloquentia res admirabilis : nec pluribus prodest, quàm nocet. Sola est medicina, quâ opus sit omnibus.* Quintiliani *declam.* 268. Cette opinion étoit-elle aussi celle des nombreux jurisconsultes qui ont rédigé le code Justinien ? les médecins y étoient désignés avant les grand

mairiens, les professeurs de belles-lettres, et les docteurs ès lois, pour être exemptés de toutes les charges
publiques (Cod. Justini., lib. VI, de profes. et med.).
Et il ne faut point s'en étonner, quand on voit que les
services que quelques-uns ont rendus, leur ont mérité
d'avoir des médailles frappées, ou des statues élevées en
leur honneur, et surtout d'être appelés du doux nom
de père ou de sauveur de la patrie.

En admettant maintenant que le serment ne soit point
oublié dans la nouvelle organisation de la médecine, il
n'y a nul doute qu'on ne lui donne pour objet l'obligation
d'observer les statuts ou réglemens émanés, soit de l'autorité, soit de l'Université ou de la Faculté de médecine; mais on peut demander s'il n'y aura qu'un serment, et qui le recevra.

Et d'abord comme il y a plusieurs degrés dans la
science, et que l'exercice de celle ci peut, dans bien
des cas, dépendre d'une simple permission, comme
celle qu'on accorde aujourd'hui aux officiers de santé,
au lieu d'un seul serment, on pourroit en établir cinq :
le premier, qui rappelleroit les anciens usages des Facultés de médecine de Salerne, Naples et Paris, et du
Collége de chirurgie, seroit exigé des étudians en médecine, après deux années d'inscription, à l'effet d'être
reçus bacheliers en médecine à la fin de la troisième année, soit par la Faculté de médecine, pour
y parvenir au degré de licencié, soit par les Colléges
médicaux, faisant les fonctions de jury, pour obtenir

la permission de pratiquer la petite médecine et la petite chirurgie.

Le second serment auroit lieu après la troisième année, époque où la licence commenceroit, pour se terminer avec la cinquième année, temps après lequel le candidat ayant subi trois examens, et soutenu publiquement un acte préparatoire, seroit déclaré licencié, sous la condition de se faire recevoir docteur en médecine à la fin de la sixième année et au commencement de la septième, ou , pour ne l'avoir pas fait, de se voir réduit à n'exercer que comme bachelier.

Le troisième serment se feroit au moment où , après trois examens et une thèse publique, le licencié seroit admis au doctorat.

Le quatrième ne seroit exigible que de celui qui voudroit parvenir à la régence ou professorat, et qui seroit d'abord reçu agrégé après avoir soutenu une thèse publique sans président.

Le cinquième, enfin, auroit lieu après un discours d'apparat de la part de celui qui parviendroit à la régence.

Mais qui recevra ces sermens? Comme tout serment porte avec lui quelque chose de religieux, il importe de lui conserver ce caractère : sous ce rapport, il convient donc qu'il soit fait au nom de Dieu, et en présence, soit des professeurs et membres de la Faculté , soit des membres des Colléges de médecine des départemens.

HIPPOCRATIS JUSJURANDUM,

SERMENT D'HIPPOCRATE.

——

Apollinem medicum, et Æsculapium, Hygeamque ac Panaceam juro, Deosque Deasque omnes testes voco, me hoc jusjurandum et hanc syngrapham (1) prò viribus et judicio meo integrè servaturum.

Je jure au nom d'Apollon, le médecin, d'Esculape, d'Hygiée et de Panacée, et je prends à témoin tous les Dieux et Déesses, que je tiendrai scrupuleusement à mon serment et à ce syngraphe.

Præceptorem quidem, qui me hanc artem edocuit, parentum loco habiturum, eique alimenta impertiturum ; et ad usum necessaria subministraturum ; ejusque posteros pro germanis fratribus reputaturum. Eosdem insuper, si hanc artem addiscere volent, absque mer-

————

(1) Cette expression, tirée du grec pour exprimer un engagement par écrit, a été adoptée par **Calvus, Foës, Meibomius**, soit d'après Cicéron, soit d'après Suétone, qui, même comme ici, l'adjoint au Serment : *Pacti non dubitavit à quibusdam jusjurandum atque etiam syngrapham exigere.* Lib. I. J. Cæsar, n° 23. *Voyez* aussi, pour l'adoption de ce mot dans la langue française, les *Dictionnaires* de Trévoux, de Boiste, etc.

cede et syngraphâ edocturum. Præceptionum quoque et acroasium (1) totiusque reliquæ disciplinæ, cùm meos, et ejusque me edocuit, liberos participes facturum, item et discipulos qui fuerunt conscripti, et legi medicæ juraverunt; aliorum verò neminem.

Je regarderai comme mon père celui qui m'a enseigné la médecine; je lui procurerai les moyens d'existence, et ce dont il aura besoin : je regarderai aussi ses enfans comme mes propres frères, et je leur enseignerai cet art, s'ils veulent l'apprendre, sans en exiger aucune récompense ni aucun syngraphe. Je communiquerai les préceptes, les leçons acroatiques et tout le reste de la science, tant à mes enfans qu'à ceux de mon précepteur, et enfin aux élèves qui se seront inscrits, et qui se seront liés par le serment à la loi de la médecine ; mais je n'en instruirai aucun autre.

Victus quoquè rationem, prò judicio et viribus meis, salutarem præscripturum; ab omni verò noxâ et injuriâ vindicaturum.

____

(1) Suétone, *De illust. gramm.*, n° 2, rapporte que le grammairien Cratès Mallotès fit de temps en temps plusieurs leçons acroatiques, *plurimas acroases subindè fecit, et assiduè disseruit.* C'étoit des récits ou lectures qui exigeoient beaucoup d'attention; aussi Aristote disoit-il à Alexandre que ces leçons ne pouvoient être entendues que de ses élèves, *quoniam his solis qui nos audiunt, cognobiles erunt.* A. Gellii, noct. att., lib. XX, c. V. Le *Dictionnaire universel* de Trévoux a fait passer ce mot d'origine grecque dans la langue française, ainsi que celui de Boiste et le *Manuel lexique.*